LES
AFFECTIONS DU FOIE EN ALGÉRIE

ET LES

VARIATIONS DE L'URÉE

PAR

A. KELSCH
AGRÉGÉ LIBRE AU VAL-DE-GRACE

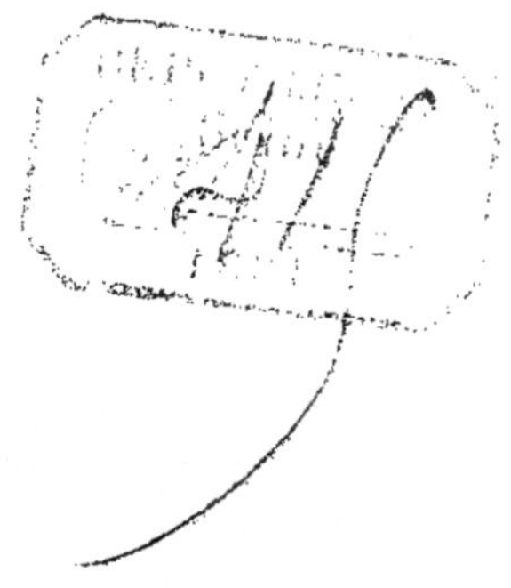

PARIS

AUX BUREAUX DU
PROGRÈS MÉDICAL
6, rue des Écoles, 6.

A. DELAHAYE & E. LECROSNIER
ÉDITEURS
Place de l'École de Médecine.

1880

AFFECTIONS DU FOIE EN ALGÉRIE

ET LES

VARIATIONS DE L'URÉE

———

Les leçons de M. Charcot et un mémoire remarquable de M. Brouardel ont, dans ces dernières années, fixé l'attention des médecins sur les variations de l'urée dans les maladies du foie.

Partant de cette donnée, qui semble se dégager des recherches de la physiologie moderne, que c'est dans le foie que se forme la plus grande quantité d'urée, M. Brouardel essaie d'établir, par une longue et intéressante série d'observations, qu'au cours des affections hépatiques l'urée peut subir des modifications caractéristiques de ces affections : elle est augmentée dans les cas de congestion simple avec stimulation nutritive et fonctionnelle exagérée des éléments glandulaires ; elle est diminuée chaque fois qu'il y a désorganisation de ces éléments (suppuration, ictère grave, stéatose phosphorique, etc.). La plupart des affections destructives du foie débutant par une période de congestion initiale, il y aurait d'abord exagération, puis diminution de l'urée ; c'est ce qui devra se produire au cours de l'ictère grave, de la suppuration endémique. Telle est en substance la conclusion qui se dégage du travail de M. Brouardel.

Placé pendant plusieurs années sur un terrain où les affections hépatiques entrent pour une part sérieuse dans la morbidité générale, nous avons cherché dans l'étude et la comparaison d'un grand nombre de faits la confirmation des propositions formulées par l'éminent professeur de Paris.

Les résultats auxquels nous sommes arrivé ne cadrent pas avec ces propositions. Loin de nous pourtant l'idée d'altérer le sens des observations de M. Brouardel ou d'en amoindrir la portée. Ces observations ont leur signification rigoureuse qu'aucun autre fait contradictoire ne saurait leur enlever. Mais la question des fonctions uropoiétiques du foie est probablement complexe, elle sera sans doute reprise par la physiologie et la pathologie expérimentale, et c'est à titre de contribution seulement à l'histoire de ce sujet que nous produisons les faits que nous avons recueillis. Ceux-ci peuvent être groupés en trois catégories :

Dans la première, nous rangeons les engorgements aigus et chroniques du foie, liés aux fièvres intermittentes rebelles, graves, à l'ictère simple catarrhal. — La deuxième comprendra les hépatites aiguës et chroniques. — Dans la troisième, nous avons groupé deux observations de fièvre typhoïde compliquée d'ictère grave, avec quelques données de pathologie expérimentale susceptibles de jeter un peu de jour sur le rôle du foie dans les fonctions uropoiétiques (1).

I. — Engorgement hépatique.

Nous connaissons, pour les avoir étudiées dans un autre temps, les altérations anatomiques qui caractérisent cet état. Réplétion sanguine des capillaires, atrophie partielle, mais plus généralement hyperplasie diffuse et nodulaire du parenchyme, telles sont en substance ces altérations auxquelles on peut, à juste titre, imposer la dénomination d'hyperémie phlegmasique. Cette hyperactivité nutritive implique incontestablement un état de surexcitation fonctionnelle des éléments glandulaires qui,

---

(1) Nous nous sommes servi dans nos analyses du procédé de M. Esbach.

d'ailleurs, se manifeste par la polycholie si commune chez de pareils malades. Il nous a paru intéressant d'interroger les urines au point de vue de l'urée. Voici quelques observations types, choisies parmi un grand nombre.

OBS. I. — *Cachexie paludéenne. Hyperémie phlegmasique du foie et de la rate.* Boucher, 3ᵉ zouaves, 25 ans, 4 ans de service et d'Algérie ; a contracté les fièvres à la Calle en 1876. Depuis cette époque, c'est-à-dire depuis plus de deux ans, récidives incessantes. Admis le 8 avril 1878. Cachexie paludéenne consommée : teint pâle, terreux, sombre ; corps amaigri ; rate énorme, débordant la ligne ombilicale ; elle mesure 0,27 de diamètre vertical. Le foie est également hypertrophié, il déborde de deux travers de doigt le rebord costal, et sa matité verticale mesure 0,17 sur la ligne mammaire ; appétit languissant, point de diarrhée ; hémoptysies antérieures, diminution du murmure vésiculaire sous les deux clavicules.

Dates	Températures		Quantités d'urines en 24 h.	Quantité d'urée	Albumine	Réaction	OBSERVATIONS
	Matin	Soir.					
Avril			ccb.	gr.			
10		40.6	1.670	18.53	0	Neutre.	Accès ayant débuté à 11 heures.
11	37	38.2	977	13.91	»	»	
12	37.2	37	1.870	12.94	»	»	
13	37 1	37	1.500	14.70	»	»	
14	37	37.3	960	14.78	»	»	
15	37.4	38.5	1.310	21.22	»	»	
16	37.3	38	1.620	26.56	»	»	
17	37	38.2	1.655	13.07	»	»	
18	37	38.5	1.105	20.44	»	»	
19	38	38.6	1.345	23.67	»	»	
20	37.2	38.4	1.440	18.14	»	»	
21	37.3	39	1.280	13.18	»	»	
22	38	38.2	1.100	21. 6	»	»	
23	37.2	38.6	1.390	25.15	»	»	
24	37 6	39.2	1.240	20.34	»	»	

Les analyses sont continuées jour par jour pendant un mois encore, jusqu'au 23 mai ; les chiffres journaliers de l'urée dans cet intervalle, oscillent entre les extrêmes 15 et 27 ; la moyenne quotidienne pendant la première quinzaine est de 22, et de 19 pendant la seconde.

Le malade quitte l'hôpital le 22 ; mais sa situation n'est pas améliorée.

Les analyses comprennent donc une longue série de jours pendant lesquels aucune modification ne se produit, ni dans l'état local, ni dans l'état général. Le foie reste tuméfié et les fonctions digestives, bien qu'un peu languissantes, s'accomplissent pourtant régulièrement. Le malade consomme à chaque repas 1 portion, potage, côtelette, légumes. Or, que disent les urines ? Les variations quotidiennes, comme la moyenne générale (19,73), sont exactement comprises dans les limites physiologiques ; cette dernière se trouve plutôt un peu abaissée (la norme oscillant entre 20 et 22), ce qui est en rapport avec l'absence de mouvement du malade, et le ralentissement des processus nutritifs, mais en contradiction formelle avec la tuméfaction persistante du foie.

Obs. II. — *Cachexie paludéenne. Engorgement chronique du foie.* Martinaud, 3ᵉ zouaves, 23 ans, 2 ans de service et d'Algérie. Admis à l'hôpital le 9 mars 1878. Fièvres intermittentes irrégulières depuis l'année dernière. Cachexie paludéenne. Hypertrophie énorme de la rate, foie volumineux et douloureux depuis trois mois.

Dates	Températures		Quantités d'urines en 24 h.	Quantité d'urée	Albumine	Réaction	OBSERVATIONS
	Matin	Soir					
Mars			ccb.	gr.			
10	Apyrexie		2.025	22.27	Légère	Neutre.	
11	»	»	2.550	26.77	quantité	»	
12	»	»	2.520	31.50	»	»	
13	»	»	2.500	31.25	»	»	
14	»	»	3.010	28.41	0	»	
15	»	»	2.030	20.70	»	»	
16	»	»	2.080	21.21	»	»	
17	»	»	2.000	27.60	»	»	
18	»	»	2.805	31.45	»	»	

Sort le 4 avril, non amélioré.

La moyenne quotidienne (26,79) peut paraître ici quelque peu augmentée, mais cette augmentation est à peine appréciable, elle exprime plutôt une déviation extrême de la moyenne physiologique. Dans tous les cas, aucun des chiffres quotidiens ne s'est jamais élevé à des proportions réellement pathologiques, telles que nous en montre par exemple l'observation X (congestion hépatique intense) du mémoire de M. Brouardel.

Les mêmes réflexions s'appliquent à l'observation suivante.

Obs. III. — *Cachexie paludéenne. Hypertrophie de la rate et du foie.* Léraillet, 3e zouaves, 24 ans, 2 ans 1/2 de service. A contracté à La Calle, en 1876, des fièvres rebelles pour lesquelles il a fait plusieurs séjours à l'hôpital. Admis dans mon service le 29 mars 1878. Cachexie paludéenne. Teint pâle mat ; la rate est considérablement hypertrophiée. La matité verticale mesure 0,17. D'autre part, le foie déborde le rebord costal de 0,03, la portion découverte est douloureuse à la palpation.

Dates	Températures		Quantités d'urines en 24 h.	Quantité d'urée	Albumine	Réaction	OBSERVATIONS
	Matin	Soir					
Avril			ccb.	gr.		Neutre.	
4	36.7	36.6	2.060	19.98	0	»	
5	36.5	36.7	2.135	29.89	»	»	
6	36.6		1.965	22.89	»	»	
7	36.6	36.8	1.850	27.01	»	»	
8	36.7	37	1.985	30.96	»	»	
9	37	36.8	1.400	21.40	»	»	
10	37	37	1.975	35.50	»	»	
11	36.6	37.8	1.325	27.28	»	»	
12	37	37.2	1.500	35.70	»	»	
13	36.8	37.6	1.040	19.34	»	»	
14	37	37.5	1.785	36.59	»	»	
15	36.8	36.6	1.315	25.34	»	»	
16	36.4	36.4	1.460	29.02	»	»	
17	37	37.5	1.460	29.02	»	»	
18	36.4	36.8	1.410	30.73	»	»	
19	36.5	36.8	1.231	25.96	»	»	
20	36.2	36.8	1.515	31.20	»	»	
21	36.4	36.8	1 570	33.59	»	»	
22	36	36.4	525	8.45	»	»	
23	37	36.8	2.045	43.14	»	»	
24	36.4	36.8	9.80	27.63	»	»	
25	36.6	36.6	1.190	25.70	»	»	
26	36.3	37.4	1.430	25.90	»	»	

L'analyse quotidienne des urines est continuée pendant un mois encore ; le chiffre journalier de l'urée oscille pendant ce temps entre 15 et 30 : la moyenne pour 24 heures, dans la première quinzaine, est de 18, et de 20 pour la deuxième quinzaine.

25 *mai.* — L... sort dans le même état, profondément cachectique et est envoyé d'urgence en convalescence en France. Il n'y a jamais eu d'albumine dans les urines.

On pourrait objecter que les faits précédents comportent des congestions chroniques, et que cette circonstance est de nature à effacer ou à amoindrir le trouble fonctionnel du foie par une sorte d'épuisement même de la fonction. D'autre part, on est autorisé à penser que l'excès d'urée fourni par la glande est masqué par la diminution due au ralentissement des processus nutritifs généraux.

L'observation suivante, qui débute par une série d'accès de fièvre avec tuméfaction congestive aiguë, répondra à cette objection.

Obs. IV. — *Fièvre rebelle sans cachexie.* Dubarry, 24 ans, 3 ans de service et d'Algérie. Admis à l'hôpital le 29 mai 1878 pour une troisième atteinte de fièvre depuis le mois de mars 1877. Actuellement, accès quotidiens datant de huit jours. Douleurs spontanées à l'hypochondre droit, augmentation sensible de volume du foie.

Dates	Températures		Quantités d'urines en 24 h.	Quantité d'urée	Albumine	Réaction	OBSERVATIONS
	Matin	Soir					
Mai							
29	40	39	»		»	»	Accès ayant débuté à 6 heures du matin.
30	36.6	36.6	ccb.	gr.	v	»	
31	40.5		820	14.26	Léger nuage	e	Le foie est très doulou-
Juin							reux à la pression et a
1er	39	40.4	700	13.72	0	»	augmenté de 1 travers
2	38.4	37	820	13.77	«	»	le doigt depuis 48 h.
3	38.4	36.4	880	14.02	»	»	
4	36.6	36.6	2.010	14.71	»	»	
5	36.6	36.6	2.115	13.91	»	»	
6	38	37	1.575	22.58	»	»	Le foie et la rate ont re-
7	37	36.8	1.730	9.70	»	»	pris leurs dimensions normales.
8	38	37.5	1.730	16.15	»	»	
9	36.8	36.6	925	9.52	»	»	
10	36.8	37	934	9.15	»	»	
11	36.8	36.4	1.410	10.47	»	»	

Sort le 15, guéri ; la rate a repris ses dimensions normales. La fièvre a cédé, seul le foie est resté un peu douloureux.

Au cours de la série d'accès qui ouvre l'histoire du malade, il s'est produit du côté du foie une tuméfaction congestive aiguë et douloureuse qui n'a cédé qu'au bout d'une semaine. Y a-t-il eu dans cet intervalle exagération dans l'excrétion de l'urée ? On serait mal fondé de le soutenir, même en tenant compte de l'exiguïté du régime du malade, devant un chiffre quotidien qui varie entre 13 et 14. A partir du 6, moment où le foie et la rate sont revenus à leurs dimensions normales, la moyenne quotidienne de l'urée (environ 14) tend à baisser, mais si peu, que la différence représente tout au plus le processus fébrile de la période congestive.

Voici d'ailleurs des faits plus précis ; nous avons utilisé pour ces recherches les accès pernicieux si remarquables par les congestions aiguës vers les viscères du bas-ventre ; l'hyperémie du foie y est extrême, le microscope montre, à côté de l'hypertrophie et de l'hyperplasie glandulaire, un engorgement général des vaisseaux extra et intra-lobulaires, et la polycholie traduit la stimulation morbide de la glande. Que devient l'urée ? est-elle en rapport avec cette hyperactivité fonctionnelle du foie ? Voici ce que répondent les faits.

Obs. V. — *Accès pernicieux, forme comateuse et délirante. Ictère.* Graves, soldat de la remonte, 3 ans de service et 15 mois d'Algérie ; admis à l'hôpital le 7 juillet 1878. Pas de maladies ni de fièvres antérieures. Actuellement, symptômes de fièvre rémittente depuis 6 jours.

Températures. 7 juillet : M. 38°. s. 40°. — *8 juillet.* M. 38°. s. 40°. — *9 juillet.* M. 39°,4. s. 41°. — *10 juillet* : M. 37°,6. s. 37°,6. — *11 juillet* : M. 40° s 40,2. — *12 juillet* : M. 40°.

Allanguissement général, sans état grave, jusqu'au 10. Foie douloureux et tuméfié (14 centim. sur la ligne mammaire). Albuminurie. A partir du 10, décomposition des traits, teint sombre, mélanémique, prostration et délire, agitation incessante ; selles et urine involontaires, 17 centim. de matité hépatique ; albuminurie ; à partir du 11, ictère ; mort le 13. La veille 250 grammes d'urine extraits de la vessie par la sonde contiennent 8.12 d'urée, soit 23 grammes par litre.

Résumé de l'autopsie faite 6 heures après la mort. — *Foie,* 1800 grammes ; gorgé de sang, mélanotique et ictérique. L'examen microscopique montre des éléments glandulaires tuméfiés, pourvus de 1 ou 2 noyaux volumineux ; le protoplasma en est finement granuleux, farci de pigment biliaire, rarement on y voit des corpuscules graisseux. Vésicule distendue par la bile.

Reins. Pèsent 310 grammes, injectés dans les deux subs -

tances. Les cellules des tubes contournés sont troubles, finement granuleuses, les noyaux peu apparents. La vessie distendue contient environ 500 gr. d'urine.

Obs. VI. — *Accès pernicieux. Forme comateuse.* Chabé, 24 ans, soldat du pénitencier de Bône, est admis à l'hôpital le 14 novembre 1878.

Nous le trouvons debout à la contre-visite, apyrétique, mangeant la portion ; il raconte qu'il a contracté au cours de l'été des fièvres qui reviennent de temps à autre. Le dernier accès a eu lieu le 13. Dans la nuit du 14 au 15, un accès pernicieux survient et à la visite du matin, au 15, le malade est dans le coma.

Températures. 15 novembre : M. 38°,7. s. 38°,8. — *16 novembre* : M. 38°,8.—*17 novembre* : s. 37°. — *18 novembre* : M. 37°,2. s. 36°,4.—*19 novembre*. M. 37°,2. s. 36°,6.—*20 novembre*. M. 39°. s. 38°,8.

Coma persistant, langue fuligineuse, sèche, respiration bruyante, raideur convulsive des membres avec trémulence carphologique incessante, mélanémie. Urines et selles involontaires. 210 grammes d'urine obtenus par le cathétérisme contiennent 1 gramme 55 d'urée, soit 7^{gr},4 par litre ; précipité albumineux par l'acide nitrique et la chaleur. — Mort le 20 à 10 heures du soir.

Résumé de l'autopsie. — Nous ne mentionnons que l'état du foie et des reins. Le foie est gorgé de sang et considérablement tuméfié, il pèse 2^{k},050 grammes. Le parenchyme, d'un gris sombre ardoisé, s'épanouit sur la coupe. L'examen microscopique à l'état frais révèle des cellules volumineuses pourvues de deux noyaux ou d'un noyau unique, mesurant jusqu'à 14 μ d'épaisseur ; le protoplasma est finement granuleux, exempt de graisse, mais richement doté de granulations pigmentaires jaunes. De nombreux corpuscules mélanifères sont épars dans le champ de la préparation.

Les reins pèsent 290 grammes. La substance corticale est un peu tuméfiée, l'épithélium des tubes contournés est sombre, granuleux, mais non graisseux. De nombreux corpuscules mélanifères sont engagés dans les anses capillaires des corpuscules de Malpighi.

Obs. VII. — *Fièvre pernicieuse. Mort subite.* Martin, Louis, 22 ans ; admis à l'hôpital le 14 octobre 1877. Le malade accuse une diarrhée dysentérique qui remonte à trois jours. Il paraît extrêmement fatigué. Le 16 au soir, la diarrhée cesse, mais l'état général ne s'améliore pas : prostration, agitation, inquiétude ; l'intelligence pourtant est parfaite. Le 17, la physionomie devient d'un pâle terreux, sombre, mélanémie intense. Néanmoins le malade paraît plus calme que les jours précédents. — Même état le 18 et le 19. Le 19 au matin, il paraissait mieux ; on venait de lui parler quand subitement il mourut. Quelques instants après la mort on extrait de la vessie 355 grammes d'urine, qui renferment 6 grammes 24 d'urée soit 17,6 par litre.

Température. — 14 octobre : s. 39°,5. — 15 octobre : M. 36°,5. s. 36°,8. —16 octobre : M. 39°,2. s. 38°.—17 octobre : M. 38°,8. s. 38°,7. —18 octobre : M. 37°,4. — 19 octobre : M. s. 38°.

Résumé de l'autopsie. — Le foie est volumineux ; il pèse 2270 grammes. La vésicule est remplie de bile ; la consistance du parenchyme est normale, l'aspect de la coupe est légèrement jaunâtre, bien que le tissu soit gorgé de sang ; les acini sont notablement hypertrophiés. A l'examen histologique, hyperémie capillaire généralisée, hypertrophie et hyperplasie diffuse des éléments glandulaires. Nombreuses cellules mélanifères dans le champ de la préparation. (L'analyse microscopique détaillée se trouve dans notre mémoire sur les hyperémies phlegmasiques du foie, voyez Kiener et Kelsch, *Archives de physiologie normale et pathologique,* 1878).

Les reins pèsent 300 grammes. La substance corticale est un peu pâle, sèche, mais à l'examen microscopique, l'épithélium n'est pas notablement altéré.

La rate est fortement gonflée : poids 500 grammes, parenchyme ferme et farci de pigment mélanique.

Obs. VIII. — *Accès pernicieux, forme comateuse et convulsive.* Julien, 3ᵉ zouaves, 20 ans. 14 mois de service et d'Algérie ; jeune homme vigoureux, est apporté à l'hôpital le 21 novembre 1878 au soir, presque sans connaissance ; T 40°,2, yeux hagards, muscles de la face convulsés, raideur des membres, soubresauts des tendons, gémissements incessants, rate et foie volumineux, mélanémie profonde.

22 *novembre.* 2 grammes de chlorhydrate de quinine en injection ; va un peu mieux, a repris connaissance T. M. 38°,5. s. 39°,2.

23 *novembre.* — Etat de nouveau aggravé, connaissance incomplète, selles et urines involontaires. 270 grammes d'urine obtenus par le cathétérisme contiennent 12,96 d'urée, soit 48 grammes par litre, et une certaine proportion d'albumine. 2 grammes de chlorhydrate de quinine en injection hypodermique, T. M. 39°,6.

24 *novembre*. Va beaucoup mieux ; a repris connaissance, T. M. 37°,6. s. 36°,4. — 25 *novembre*. Va de mieux en mieux, T. M. 36°,8. s. 37°. — 26 *novembre* : T. M. 36°,5. s. 36°,6.

Malgré l'énorme congestion du foie, malgré même la température fébrile, la proportion d'urée ne s'élève guère au-dessus de la norme si ce n'est dans l'observation de Julien ; chez les autres malades, elle ne dépasse pas les limites ordinaires ; étant donnée l'exaltation fonctionnelle du foie, le résultat cadre difficilement avec l'hypothèse d'une fonction uropoiétique de cet organe. Nous nous garderons toutefois de formuler, d'après ces preuves, des conclusions absolues : il convient de prendre en considération que les reins, dont nous avons fait souvent l'étude histologique dans des cas pareils, sont, comme le foie, le siège d'une hyperémie phlegmasique intense ; l'épithélium est à l'état de tuméfaction trouble, beaucoup de tubuli sont oblitérés par des bouchons de globules rouges ou blancs ; il se pourrait, eu égard à ces altérations superficielles, que la dépuration du sang fût insuffisante, et que le dosage de l'urine ne donnât pas la mesure exacte de l'intensité du processus formateur de l'urée, quel que soit d'ailleurs le siège de cette formation : c'est le sang lui-même qu'il nous eût fallu interroger. Cette observation restrictive est d'ailleurs applicable à tous les faits d'ictère grave où l'analyse n'a pas établi corrélativement à la disparition de l'urée des urines sa diminution dans le sang lui-même. Nous reviendrons sur ce point plus loin.

En résumé, et malgré la restriction précédente, nous pensons, d'après l'ensemble de ces faits, que la production de l'urée n'est pas sensiblement influencée par l'engorgement aigu ou chronique du foie ; dans l'hyperémie chronique, elle est en général plutôt diminuée qu'augmentée, et dans les congestions aiguës des fièvres graves, l'augmentation, quand elle existe, peut être imputée avec plus de fondement aux actes chimiques de la fièvre.

A côté de l'hyperémie paludéenne, nous avons étudié une autre forme de congestion, très fréquente en Algérie, celle qui se trouve associée au catarrhe des voies biliaires. De nombreuses analyses d'urine ont été pratiquées

chez des ictériques au foie turgescent et douloureux ;
l'exposition de ces faits étendrait sans grand profit les
limites de ce travail : nous nous bornerons à en consi-
gner ici les résultats en bloc : la moyenne de l'urée n'a
jamais dépassé la norme, le plus souvent elle lui était
inférieure (12-18), ce qui concorde plutôt avec la sévé-
rité du régime institué et la réduction consécutive des
processus nutritifs qu'avec une exaltation des fonctions
uropoiétiques ; cette interprétation, d'ailleurs, est d'autant
plus plausible que les analyses des premiers jours, mar-
qués par un régime très sévère, ont donné une moyenne
quotidienne inférieure à celle des analyses des jours sui-
vents où l'alimentation était moins rigoureuse, quel que
fût d'ailleurs l'état du foie qui a paru être sans influence
sur la formation de l'urée. En un mot, nos résultats, en
ce qui concerne l'ictère catarrhal, expriment la réduction
des processus nutritifs et non une hyperformation de
l'urée.

II. — Hépatites aiguës et chroniques.

OBSERVATION IX. — *Hépatite aiguë non suppurée.* —
Baraquer, 3e zouaves, 25 ans, en Algérie depuis 5 ans. Il a
eu en 1873 et 1874 des accès de fièvre rebelle, mais jouis-
sait depuis cette époque d'une excellente santé, jusqu'en
septembre 1877, où, à son retour des forêts, il fut pris
d'une dysentérie grave qui nécessita un traitement de
35 jours à l'hôpital, et un congé de convalescence de
3 mois à passer en France. C'est au retour de ce congé,
pendant la traversée, qu'il fut pris de fièvre avec frisson,
et de récidive de diarrhée, et, 2 jours après, d'une douleur
diffuse, pongitive, dans l'hypochondre droit. Ayant débarqué
sur ces entrefaites à Philippeville, il fut admis à l'hôpital
immédiatement : c'était le 20 janvier 1878. Le 5 février
suivant, il est dirigé sur Constantine où, après avoir passé
une quinzaine de jours à l'infirmerie, il dut de nouveau
entrer à l'hôpital, le 25 février. Pendant cet intervalle, la
diarrhée dysentérique n'a pas cessé ; l'hypochondre droit
s'est notablement tuméfié, la douleur y persiste toujours
avec des irradiations dans la cavité abdominale ; depuis
deux jours sont survenus des vomissements qui ont décidé
l'envoi d'urgence du malade à l'hôpital.

27 *février*. Etat actuel. T. mat. 38°,8. Décubitus dorsal,
amaigrissement, facies effilé, pâle, subictérique, air de

souffrance, peau chaude. L'hypochondre droit présente dans toute son étendue un développement exagéré, dont le maximum répond au rebord costal; l'intumescence s'étend de beaucoup au-dessous de ce dernier ; les espaces intercostaux, élargis, mesurent presque le double des espaces correspondants du côté opposé ; le côté malade est immobile pendant la respiration, très douloureux, et les muscles droit et obliques y sont fortement tendus ; la douleur est telle que la délimitation du foie est rendue très difficile par la palpation et la percussion ; de la région hépatique elle s'irradie en s'atténuant du reste, dans toute la cavité péritonéale qui est sensible sur tous les points. Malgré cela, nous pouvons constater que la matité hépatique remonte jusqu'au 4ᵉ espace intercostal, en bas jusqu'à la ligne ombilicale ; elle mesure 0ᵐ 27 sur la ligne mamillaire, elle empiète sur l'épigastre où elle dépasse de 0ᵐ 03 la ligne xyphoïdienne. L'hypochondre droit mesure dans son périmètre 0ᵐ 41, tandis que nous en trouvons à peine 0ᵐ 39 à gauche. La partie la plus saillante correspond à la région comprise entre la ligne blanche d'une part et le rebord costal de l'autre, c'est-à-dire à toute cette portion qui déborde le rebord des côtes : cette portion est tellement tuméfiée qu'elle s'épanouit au-devant et au-dessous du rebord costal qui s'y incruste et se trouve déjeté en dehors ; la palpation révèle, dans toute la région hépatique, une douleur généralisée, diffuse, sans fluctuation ; dans la portion qui déborde, le doigt explorateur rencontre un empâtement diffus, mais pas de sensation de flot. Pas de douleur scapulalgique. La plèvre paraît libre, le murmure vésiculaire est un peu amoindri, par suite probablement du tassement du parenchyme pulmonaire et de l'immobilisation du côté malade. La langue est chargée, l'appétit nul, de temps à autre il y a des vomissements verdâtres ; la diarrhée dysentérique persiste: 30 sangsues *loco dolenti*, frictions mercurielles, opium, bouillon dégraissé, soir 38°,2, même état.

	Volume en cent. c.	500.
Urines de 24 heures	Urée.	14,5.
	Réaction.	Acide, pigment biliaire.
	Couleur	Bière brune.

28 *février*. M. 38°. La douleur est diminuée, les vomissements persistent. — Sangsues loc. dolent.; calomel à doses réfractées, opium. Soir 39°,2.

	Volume	355.
Urines de 24 heures	Urée.	12,03.
	Réaction	*ut suprà*.
	Couleur	

1er *mars*. M. T. 37°,6. Amélioration sensible ; diminution de un travers de doigt de la matité hépatique. La diarrhée a disparu, mais les vomissements continuent. Même traitement; 25 nouvelles sangsues. Bouillon, S. T. 37°,8, même état :

Urines de 24 heures
- Volume. . . . . 235.
- Urée . . . . 8,44.
- Couleur. . . . . . . Brune.
- Albumine. . . . . . 0.
- Réaction . . . . . . Alcaline et ictérique.
- Dépôt. . . . . Rouge brique.

2 *mars*. M. T. 36°,8. L'amélioration continue; matité, voussure, etc., comme hier; mais douleur diminuée. Les vomissements continuent toujours. Soir, même état.

Urines de 24 heures
- Volume . . . . 340.
- Urée . . . . 10.13.
- Réaction. . . . . . . Acide, ictérique.
- Albumine . . . . . . 0.
- Couleur. . . . . . . Brune.

3 *mars*. M. T. 36°,7. Douleurs moindres dans la région hépatique, les muscles abdominaux sont moins tendus, les vomissements deviennent plus rares. S. T. 36°,6.

Urines de 24 heures
- Volume. . . . . 328.
- Urée. . . . . 8,0.
- Albumine. . . . . . . 0.
- Réaction. . . . . . . Acide.

4 *mars*. M. T. 37°,7. Ensemble général amélioré. La douleur moins vive se concentre sur le foie, dont les dimensions diminuent. Le périmètre de l'hypochondre ne mesure plus que 39.5 centim. au lieu de 41. Demande quelque aliment solide. 20 sangsues sur l'hypochondre droit. Bouillon, volaille, lait. — Soir : T. 37°.

Urines de 24 heures
- Volume. . . . . 805.
- Urée . . . . 17.4.

5 *mars*. M. T. 37°,5 ; S. 38°. Dépôt rouge brique très abondant.

Urines de 24 heures
- Volume. . . . . 705.
- Urée . . . . 26.50.

6 *mars*. M. T. 37°,3. La matité hépatique a diminué sur la ligne mamillaire de 4cm,5 du côté du thorax et de 3em,5 du côté de l'abdomen. Appétit, langue bonne,

1/2 p., bouillon, volaille, fruit, chocolat. — *Soir*, T. 38°,3, vol. 735 ; urée, 25.52. — *7 mars*. T. M. 38°. S. 38°,4. vol. 812 ; urée, 22.98. Dépôt abondant. — *8 mars*. T. M. 37°. S. 37°,5, vol. 1.024 ; urée 17.2.

Depuis le 5, amélioration progressive, les dimensions du foie diminuent lentement, elles dépassent toujours la norme, l'hypochondre droit est un peu voussuré, mais la douleur est moins vive et la tension des muscles abdominaux a diminué. Langue bonne, appétit ; 1/2 port., potage, vol., œuf, quinquina.

9 mars. M. 36°.8, S. 37°.2, vol. 1,500 ; urée. 21.97. — *10 mars*. M. 37°,6. S. 37°,8, vol. 1657 ; urée, 24,06.

L'amélioration générale et locale persiste. La matité hépatique dépasse un peu la norme ; l'hypochondre, pourtant, reste toujours un peu développé, mais il est indolore.

11 mars. M. 38°.5. Mouvement fébrile sans cause appréciable, et d'ailleurs sans malaise aucun pour le malade, même régime. 1 gr. sulfate de quinine.

Soir 38°,8, vol. 2157 ; urée, 24.23. — *12 mars*. M. 38°. Région du foie indolore, bien que toujours un peu développée. S. 38°,6, vol. 1690 ; urée, 23.66.—*13 mars*. M. 37°,7. Bon appétit, 1 port. côt., lég. frais. — S. 37°.6, vol. 2035 ; urée 22.38. — *14 mars*. M. 37°.4. S. 37°,6, vol. 1435 ; urée. 20.80.—*15 mars*. M. 36°,2, va bien, S. 37°,2, vol. 1240 ; urée. 27.48. — *16 mars*. M. 37°,4, va tout à fait bien, l'ensemble général est excellent ; il reste pourtant un peu de voussure à la région de l'hypochondre. S. 37.6, vol. 985 ; urée, 18.58.— *17 mars*. M. 37°.2, S. 37°.4, vol. 1165 ; urée, 22,36.—*18 mars*. M. 37°. La matité hépatique a presque récupéré ses limites normales. L'hypochondre droit pourtant est toujours un peu plus développé que le gauche. Ni douleur ni malaise, mais teint pâle, jaunâtre, cachectique. — S. 37°, vol. 945 ; urée, 23.62. — *19 mars*. M. 37°. S. 38°,6, vol. 1330 ; urée, 21.67. — *20 mars*. M. 37°. S. 38°, vol. 915 ; urée, 23.42. — *21 mars*. M. 37°.2. S. 38°, vol. 665 ; urée, 25,2. — *22 mars*. M. 38°. S. 38°.2, vol. 850 ; urée 16.50

La voussure hypochondriaque est presque effacée. La matité sur la ligne mamillaire ne mesure plus que 0,^{m}15 ; du côté de l'épigastre, elle s'étend jusqu'à la ligne médiane ; bref, les dimensions du foie sont presque normales. Aucune douleur, ni aucun malaise ; appétit, sommeil, pourtant les forces ne se relèvent pas et le teint reste pâle, mat, bistre.

Il serait trop long de reproduire dans tous ses détails la

suite de l'observation : nous la résumons dans le tableau suivant :

Dates	Températures		Quantités d'urines en 24 h.	Quantité d'urée	Albumine	Réaction	OBSERVATIONS
	matin	soir					
Mars			ccb.	gr.			
23	38	38.5	685	14.38	0	Neutre	Aucune modification n'est survenue dans l'état local. Le foie est indolore, ses dimensions sont toujours quelque peu supérieures à la norme, et l'hypochondre droit est un peu plus développé que le gauche. L'examen du poumon est négatif. On constate simplement une diminution de la respiration à droite, en arrière, sans autres signes bien nets d'épanchement. Le malade ne souffre pas, il a de l'appétit et prend à chaque repas: potage, côtelette et œufs. Néanmoins, il a maigri et a un teint pâle, terreux. Nous restons dans le doute sur la signification de la fièvre, rebelle d'ailleurs au sulfate de quinine.
24	38.6	39	925	18.91	»	»	
25	38.8	38.3	850	17.26	»	»	
26	37.2	38	535	8.82	»	»	
27	37.7	38	740	17.02	»	»	
28	38.7	39.4	1.390	16.54	»	»	
29	38.2	39.8	1.370	14.48	»	»	
30	38	39	825	16.70	»	»	
31	37.8	39.5	1.535	17.08	»	»	
Avril							
1er	38.8	38	950	11.70	»	»	
2	38.8	38	900	11.70	»	»	
3	39	40	1.165	18.37	»	»	
4	39	39.4	925	13.22	»	»	
5	38.8	38.2	625	12.62	»	»	
6	38.2	39	825	15.72	»	»	
7	37.6	39	825	12.04	»	»	
8	38.4	39	1.625	15.61	»	»	
9	38.8	39.6	1.650	14.10	»	Acide	Diarrhée dysentérique.
10	38.6	39.6	1.275	21.49	»	»	Sueurs nocturnes.
11	37.5	39.2	1.020	13.05	»	Neutre	
12	38.1	39.8			»	»	
13	38.3	39.8	795	10.57	»	Acide	8 selles diarrhéiques.
14	38.6	39.4	965	11.48	»	»	10 selles séreuses.
15	39		1.095	11.38	»	»	6 selles séro-muqueuses.
16	37.8	39	705	12.21	»	»	8 selles. Rien de changé au foie.
17	38	38	805	12.24	»	»	8 selles séro-muqueuses.
18	37.5	38.5	570	9.97	»	»	
19	37.2	38.6	930	14.22	»	»	
20	37	39.5	760	13.07	»	»	
21	37.2	39	680	13.20	»	Neutre	8 selles molles.
22	37.4	38	590	10.67	»	Acide	Diarrhée diminuée. Continue à n'avoir aucun malaise, mange de bon appétit.
23	37		585	10.79	»	Neutre	
24	36.8	38.5	760	9.95	»	Acide	Ponction sans résultat du point le plus saillant de l'hypochondre droit.
25	37.5	39	1.000	12.03	»	»	
26	37.8	39	1.050	9.50	»	»	
27	38.2	38.6	935	12.71	»	»	La diarrhée continue. Etat cachectique profond, transpire fréquemment la nuit.
28	36.8	38.6	805	11.35	»	»	
30	37.4	39	1.675	12.94	»	»	
					»	»	Il reste toujours une légère voussure dans la région hépatique, sans tuméfaction circonscrite, sans douleur. Amaigrissement, teint pâle, terreux, tout à fait cachectique; prend un peu de potage et quelques bouchées de viande; 2 à 3 selles féculentes sans pus.
Mai							
1er	36.8	39	1.675	12.94	»	»	
2	37.5	37.8	850	9.94	»	»	
3	37	37.5	965	12.06	»	»	
4	36.8	37.2	1.125	11.25	»	»	
5	36.6	37.4	1.075	11.50	»	»	
6	36.6	37	1.250	12.75	»	»	
7	36.6	38	1.980	13.82	»	»	

Le malade se remet peu à peu et peut quitter l'hôpital

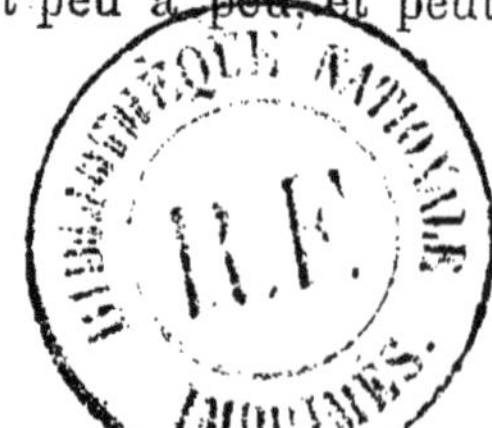

le 10 juin, en excellent état. L'analyse des urines a été continuée journellement jusqu'au jour de la sortie. L'urée s'est relevée peu à peu, et, dans les 15 derniers jours, elle atteignait un chiffre moyen de 14 gr.

Cette observation est assurément fort instructive pour le sujet qui nous occupe. Il s'agit d'un malade qui, au moment de son admission à l'hôpital, présente tous les signes locaux et généraux d'une congestion active, d'une hyperémie phlegmasique du foie compliquée très probablement d'un certain degré de péri-hépatite. Les fonctions uropoiétiques du foie ne devaient pas manquer d'être notablement excitées dans ce cas. — « Lorsque, dit Parkes, cité par M. Brouardel (*loc. cit.* pag. 47), le foie ne suppure pas, qu'il est tuméfié, congestionné, l'activité sécrétoire des cellules s'accroît, et en même temps l'urée et l'acide urique augmentent dans les urines. » Or, que se passe-t-il chez notre malade ? Justement l'inverse de ce que nous attendions, sur la foi de l'observateur anglais. Pendant plusieurs jours, le chiffre de l'urée reste abaissé, il ne se relève qu'à partir du 5, c'est-à-dire au moment où s'opère une détente dans les phénomènes locaux. Soutenir qu'il y a eu destruction d'une partie du parenchyme est impossible, eu égard à l'absence des signes de suppuration, à la rapidité et à la facilité de la restauration ; il est bien plus rationnel de faire intervenir ici l'autre facteur, le régime: très sévère dans la période congestive (bouillon), il a été augmenté progressivement à partir du moment où la tuméfaction a commencé à rétrocéder ; les différences dans la production de l'urée concordent nettement avec le changement de l'alimentation, et les premières reçoivent des seconds une interprétation tout à fait physiologique. Que si l'on avait encore des doutes, les faits observés ultérieurement chez le malade se chargent de les lever. Que se passe-t-il en effet ? Jusqu'au 21 mars, les choses vont bien. Le volume du foie se réduit graduellement, le malade se nourrit bien (1 port. côt. lég.), sans perdre à la vérité sa teinte cachectique ; l'urée de 24 heures atteint les limites physiologiques et s'y maintient. Mais, à partir du 22 avril, tout est remis en question : une récidive de dysentérie survient, puis une

sorte de fièvre hectique s'allume, et le sujet tombe peu
à peu dans un état de marasme profond. Nous ne pouvons préciser la cause de la fièvre : tenait-elle à l'entérite,
à la résorption de produits putrides dans le gros intestin,
à une complication du côté de la plèvre droite, à un réveil
de l'impaludisme ? On ne sait, n'importe, il semble certain
que ce n'était pas une fièvre hépatique, puisque, de ce côté,
tous les signes locaux avaient disparu ; pourtant, nous
voyons l'urée diminuer chaque jour, et se maintenir pendant longtemps à une limite aussi basse qu'au début, pour
se relever de nouveau à partir du moment où la dyssen-
térie ayant cédé, une nourriture substantielle peut être
prise et assimilée par le malade. L'influence d'une nutrition insuffisante sur la production du principe excré-
mentitiel est ici manifeste et nous sommes fondé à
croire que c'est la même cause qui a produit le même
effet au début, malgré l'excitation très manifeste
du foie.

Cette argumentation, qui tend à mettre le foie hors de
cause dans les variations de l'urée, n'indique, de notre
part, aucun parti pris d'avance. La lecture de l'observation témoigne, au contraire, que nous ne sommes arrivé
à cette conviction qu'après coup. Frappé des remarques
de Parkes sur la suppuration du foie, dominé par l'enseignement des faits rassemblés dans le mémoire de M.
Brouardel, nous avons eu sans cesse devant nous ces
données dans nos appréciations cliniques. Notre conviction à ce sujet était telle, qu'au temps où la fièvre
était très forte (39°-40°) et le chiffre de l'urée très bas
(9-12), nous avons, de confiance, fouillé avec le trocart la
glande hépatique, estimant que le désaccord entre l'élé-
vation de la température et l'abaissement de l'urée indi-
quait une suppuration profonde du foie. Nos inductions
étaient fausses, et le trocart n'avait que faire chez notre
malade. A la vérité, si nous traçions la courbe de l'urée,
cette courbe se déploierait précisément dans un sens
contraire aux prévisions suggérées par la marche de
l'affection hépatique : abaissée pendant la période d'hyperémie, elle se relève au moment où la turgescence
phlegmasique cesse ; par contre, il ne serait pas difficile

de voir qu'elle est tout à fait parallèle aux différentes phases de l'alimentation et de la nutrition.

Prenons acte de cette conclusion : elle ne doit pas être perdue pour l'interprétation du fait suivant, bien autrement démonstratif, car il s'agit de la destruction des trois quarts du foie par la suppuration.

Obs. X. — *Dysentérie chronique. Suppuration étendue du foie* (Service de M. Rouget, médecin-major).

Mohamed ben Aissa, 3ᵉ tirailleurs, 30 ans, admis à l'hôpital le 30 septembre 1877. Bien qu'ayant 14 ans de service, il n'a jamais été malade avant le 15 août dernier. A cette époque, se trouvant à El Miliah, il fut pris de dysentérie aiguë qui s'améliora au bout de quelques jours, sans toutefois céder complètement. C'est pour cette affection qu'il est dirigé sur l'hôpital de Constantine.

Au moment de l'admission, amaigrissement, état fébrile, peau sèche, pommettes plaquées de rouge, teint subictérique, langue saburrale, abdomen douloureux à la pression ; par jour, une dizaine de selles formées de glaires sanguinolentes, très peu abondantes. Foie légèrement augmenté de volume, indolore à la percussion.

1ᵉʳ *octobre.* T. M. 39°; S. 39°,2. — 2 *octobre.* T. M. 36°,7 ; S. 39°. — 3 *octobre.* T. M. 38°,4, la dysentérie s'amende ; S. 39°,6, douleur vague, spontanée dans la région du foie.

4 *octobre.* T. M. 38°,7 ; 2 selles molles dans les 24 heures ; la douleur hépatique s'exaspère, et la région hypochondriaque droite est légèrement voussurée. S. 39°,8.

5 *octobre.* T. M. 39°,2. La matité hépatique a augmenté : elle commence en haut, au mamelon, et s'étend jusqu'à 4 centimètres au-dessous du rebord costal ; la percussion de la région est douloureuse, et le périmètre de l'hypochondre droit mesure 2 centimètres de plus que le gauche.

Pour abréger, nous avons condensé la suite de l'observation dans le tableau suivant :

— 21 —

Dates	Températures		Quantité de l'urine en 24 h.	Quant. d'urée	Réaction	OBSERVATIONS.
	matin	soir				
Octobre			c. b.	gr.	Alcaline *Ut supra*	
5	39.2	38.6	1.630	14.75		Le malade prend bouillon, œufs et lait.
6	37.8	38.2	840	10.85		
7	38.2	39	925	12.44		
8	39	38.8	1.260	12.71		Le malade prend 1/2 portion de pain, bouillon, œufs et lait. Hypochondre droit tuméfié et douloureux. Signes rationnels d'une hépatite suppurée profonde.
9	38	39	1.620	15.15	»	
10	37.6	38.8				
11	37.4	38.8				
12	39	39	745	9.44	»	Vers deux heures du matin, frisson suivi de tremblement. Le malade mange très peu, on lui prescrit 1/2 portion, bouillon, œufs, confitures; mais il avoue que cela est plus que suffisant.
13	37.8	38.6	550	6.98	»	Ce matin, ponction du foie avec l'aspirateur Potain : issue de 570 cent. c. de pus bien lié. 1/2 portion pain, vermicelle, côtelettes, confitures.
14	38.4		940	11.47	»	
16	38.4	39	900	14.22	»	Le foie augmente de nouveau de volume. Mange très peu.
17	37	38.2	735	12.46	»	
18	38	38.4	680	14.14	»	
19	37.8	38 6	710	10.72	»	
20	37.2	37.6	915	10.05	»	Le malade prend, matin et soir : 1/2 portion de pain, vermicelle, une ou deux bouchées de viande et confitures. 2 ponctions sans résultat sont pratiquées au même point que la première. Régime *ut suprà*.
21	37.6	38	895	12.5	»	
22	37.6	38.2	765	13.31	»	
23	37.8	38.8	630	9.73	»	
24	38		645	11.67	»	
25	38	38.2	515	9.91	»	
26	37.4	38.6	450	9.18	»	
27	37.8	38	440	8.58	»	
28	38.8	39.4	705	9.27	»	
29	37.8	38.2	850	10.03	»	
30	37	38.8	625	8	»	
31	37.6	38	805	10.30	»	Prend toujours à chaque repas un peu de potage, quelques bouchées de pain et de viande. Le foie augmente de volume. Point pleuropneumonique à la base droite.
Novembre						
1er	38	39.4	687	8.72	»	
2	37.8	38.2	685	8.84	»	
3	37.8	38.9	690	9.31	»	
4	37.4	38	628	8.68	»	Bouillon, viande rôtie, fruits.
5	38.1	38.4	590	8.14	»	
6	38	38.2	525	7.35	»	Ouverture d'un abcès dans les bronches; le malade rend un demi verre de pus.
7	36.8	38.6	960	12	»	Prend à chaque repas un potage gras et quelques bouchées de viande.
8	38	39.2	680	8.5	»	
9	37.8	39.2	580	7.71	»	
10	38	38.4	635	10.54	»	
11	37.8	38.2	550	9.24	»	
12	38	38.2	570	8.55	»	
13	37	38.8	715	10.35	»	Le malade s'affaiblit de plus en plus, on prescrit toujours potage et viande grillée, mais il touche à peine à ses aliments.
14	38.4	37	570	9.29	»	
15	37.8	37.8	770	10.78	»	Est repris de dysentérie. Bouillon et viande crue.
16	37.6	38				

— 22 —

Dates.	Températures		Quantités d'urines en 24 h.	Quant. d'urée.	Réaction.	OBSERVATIONS.
	matin	soir				
17	37	38.4				Dysentérie intense; 10 à 15 selles par jour. Le malade urine à peine 100 à 150 gr de liquide qui sont rendus involontairement avec les selles.
18	37.4	38	ccb.	gr.		
19	38	39	770	10.78	»	
20	37.3	39.2	465	9.31	»	
21	37.8	38.6				La dyssentérie cède; 4 selles peu copieuses dans les 24 h. Bouillon. Viande crue.
22	37.4	38.8				
23	36.7	38.7	365	5.22	»	Les urines n'ont pu être recueillies exactement Le malade ne se nourrit qu'avec du bouillon.
24	37.8	38.6	405	6.56	»	
25	38	38	545	8.48	»	Ponction dans le 8e espace intercostal, issue de 250 gr. de pus séreux. S'alimente avec du bouillon et quelques bouchées de viande rôtie. La dysenterie a cessé.
26	38.4	37.4				
27	37.7	36.8	660	8.11		Récidive de la dysentérie. 3 selles.
28	38	37.2	300	5.19	»	
29	38.2	36.7	543	9.61	»	3 selles dysentériques dans les 24 h. Bouillon, viande rôtie, vin généreux.
30	38.2	37.6	735	10.51	»	Le malade décline de jour en jour. Il prend néanmoins à chaque repas : potage, quelques bouchées de pain et de la viande rôtie.
Décembre						
1er	39	37	860	9.56	»	
2	38	38	790	10.66	»	
3	38.1	38	800	10.88	»	
4	38.2	37 2	960	7.84	»	
5	37.8	37.6	880	10.21	»	Plusieurs selles glaireuses dans la journée.
6	38.4	37.4	960	9.42	»	
7	38.5	37.4	905	10.14	»	
8	38.4	37	665	6.19	»	Au moyen de l'aspirateur Potain, on retire de nouveau du foie 250 gr de pus. 3 selles dysentériques dans la journée.
9	38.2	37.4	740	8.58	»	
10	38	37.4	550	6.40	»	
11	38.4	37.2	965	7.58	»	
12	38	38	1.095	8.97	»	
14	»	38	905	6.77	»	
15	»	»	1.325	8.21	»	
16	»	»	1.393	9.96	»	
20	»	»	430	6.58	»	
21	»	»	633	7.50	»	
22	»	»	1.670	6.93	»	

Le malade succombe le 25 *décembre*, épuisé par la suppuration et la fièvre hectique. Il a été impossible de recueillir exactement les urines pendant les derniers jours.

AUTOPSIE. Nous omettrons tous les détails étrangers à notre étude.

Le *foie* est volumineux, il pèse avec le pus des abcès 2 kil. 750; le lobe gauche s'étend au delà de l'épigastre et remplit en partie l'hypochondre gauche; il présente, toutefois, les dimensions et les apparences normales. Le lobe droit est énorme, il forme au moins les 4/5 de l'organe ; sa face supérieure dessine une voussure presque sphérique, intimement adhérente au diaphragme ; en déchirant ces adhérences, on met à découvert un trajet du diamètre d'une pièce de vingt centimes, qui, traversant toute l'épaisseur du diaphragme, communique du côté du thorax avec les bronches, sans s'ouvrir dans la plèvre complètement oblitérée à la base, et, du côté du foie, avec deux abcès du volume d'un œuf d'oie, logés, l'un dans l'angle postérieur et l'autre dans le bord postérieur du lobe droit. En avant de ces deux collections purulentes en existe une 3ᵉ, énorme, occupant au moins les 2/3 du lobe droit, et capable d'admettre la tête d'un fœtus à terme. C'est cet abcès qui forme cette voussure si considérable à la surface convexe. On peut estimer, qu'au minimum, la suppuration a détruit les 3/5 de la totalité de l'organe.

Comment interpréter le résultat de nos analyses ? Assurément il y a diminution et diminution progressive de l'urée, de même qu'il y a destruction progressive du parenchyme hépatique ?

Sommes-nous autorisé à conclure, d'après cela, qu'il y a entre ces deux facteurs une relation causale ? Il nous répugne de le penser.

N'est-ce donc rien, au point de vue de l'activité générale des processus chimiques, qu'un tube digestif amoindri dans ses fonctions, qu'un foie qui ne prépare plus pour le sang les matières sucrées et albuminoïdes, en un mot, qu'un organisme frappé dans ses fonctions nutritives essentielles ? Au reste, à ne considérer que le chiffre moyen de l'urée (il oscille entre 7 et 8), nous l'avons vu descendre et se maintenir aussi bas chez tous les cachectiques dont les processus nutritifs sont amoindris, chez les cancéreux, les phthisiques arrivés à la période ulcéreuse (moyenne de 9 à 11 sur un grand nombre d'analyses faites dans notre service), chez les sujets atteints de diarrhée chronique (voyez l'observation de Barraquer).

Si la déchéance des fonctions nutritives est, par elle seule, capable de ramener le taux journalier de l'urée à une moyenne de 7 à 8, ne sommes-nous pas fondé d'imputer cette diminution de l'uropoièse dans nos observations d'hépatite aiguë, non pas à la destruction progressive du foie, mais au ralentissement graduel de la nutrition générale ?

Les mêmes réflexions s'appliquent aux observations d'hépatite chronique : nous en avons étudié un certain nombre au point de vue de l'urée ; nous nous bornerons à citer les deux types suivants :

Obs. XI. — *Hépatite chronique.* — Pauchet, 42 ans, employé à la Justice militaire, est admis dans mon service le 18 septembre 1877. Ascite datant de trois mois, hépatite chronique de nature douteuse, le sujet ayant toujours été très sobre et n'ayant jamais eu de fièvre, bien qu'il habite l'Algérie depuis onze ans. Le malade est encore doué d'une certaine vigueur, il peut remplir une partie de ses fonctions, d'ailleurs sédentaires, il mange peu et digère mal ; c'est dans cet état de santé relative qu'il fut brusquement enlevé, le 16 octobre, par une bronchite aiguë capillaire, survenue quatre jours auparavant. Voici le résultat de l'analyse de ses urines dans cet intervalle. L'analyse a toujours porté sur les urines de 24 heures.

Dates	Températures		Quantité de l'urine	Quantité d'urée	OBSERVATIONS.
	matin	soir			
Septem.			ccb.	gr.	
18	temps	norm.	790	18.17	
21	»	»	655	13.55	
22	»	»	645	16.12	
25	»	»	480	10.96	
27	»	»	375	9.27	
28	»	»	470	9.73	
29	»	»	405	9.315	
Octobre					
2	»	»	375	9.75	
3	»	»	310	8.308	Dépôt rouge brique très abondant.
4	»	»	410	9.43	Id.
5	»	»	485	9.35	Id.
6	»	»	506	9.18	Id.
7	»	»	565	10.65	Id.
8	»	»	440	8.25	Id.
9	»	»	315	9.23	Id.
10	»	»	315	8.52	Id.
11	»	»	312	9.46	
12	»	»	385	11.55	Fièvre; bronchite.
13	»	»	345	10.14	Dyspnée très intense.
14	»	»	300	7.60	L'asphyxie rend la ponction nécessaire;
15	»	»	215	8.45	issue de 12 litres de liquide citrin.

Mort le 16. — Cirrhose très avancée du foie.

Obs. XII.— *Cirrhose alcoolique et tuberculose.*— Girardin, 39 ans, 21ᵉ section d'ouvriers d'Administration, admis à l'hôpital le 5 décembre 1877 pour une ascite qui aurait débuté seulement il y a quinze jours. Le sujet a eu autrefois des fièvres intermittentes rebelles, mais il est notoire qu'il fait abus de boissons alcooliques : hépatite interstitielle chronique certaine. Le 15, paracentèse abdominale avec issue de 7 litres de liquide. Les analyses de l'urine sont pratiquées régulièrement à partir de ce jour. Le malade mange peu : laitage et œufs ; un peu de volaille de temps à autre.

Mort le 11. — Tuberculose pulmonaire chronique. Éruption tuberculeuse récente sur le péritoine. Le foie est atrophié (880 gr.), cirrhotique et infiltré de granulations miliaires récentes.

Comme nous l'avons fait pour les observations que nous avons publiées jusqu'à présent, nous donnons dans le tableau qui va suivre le résultat des analyses de l'urine. Ces analyses ont toujours porté sur la totalité des urines excrétées en 24 heures.

Dates	Volume de l'urine en 24 heures	Quantité d'urée	OBSERVATIONS.
Décembre	ccb.	gr.	
15	223	3.20	
16	337	7.45	
17	300	8.49	
18	400	16.2	
19	265	11.07	
20	185	5.53	
21	207	8.24	
22	220	8.14	Beaucoup de dépôt rouge.
23	175	6.12	
24	335	11.25	
25	400	13.06	
26	»	»	
27	495	9.41	
29	500	10.95	
31			
1 janvier	485	13.96	N'a pas uriné le 31 Décembre.
2	465	15.03	
3	430	12.47	
4	205	5.84	
5	185	5.66	
6	440	11.53	
7	310	8.66	
8	190	5.66	
9			
10	205	5.70	

Si, dans les faits qui précèdent, la solution pathogénique est complexe, si la réduction progressive des processus nutritifs est de nature à masquer la part qu'on suppose au foie dans la production de l'urée, cette difficulté d'appréciation n'existe pas, il nous semble, dans les documents suivants : il s'agit cette fois de deux cas d'ictère grave venant compliquer la fièvre typhoïde, et de quelques recherches expérimentales sur les variations de l'urée dans l'empoisonnement phosphorique.

III. Atrophie aiguë du foie.

OBS. XIII. — *Fièvre typhoïde et ictère grave.* G..., âgé de 22 ans, 3ᵉ zouaves, admis à l'hôpital militaire de Constantine le 5 octobre 1877. Le malade n'a pas été observé par nous-même ; voici les renseignements cliniques que notre collègue M. le Dʳ Rouget a bien voulu nous communiquer. G... est malade depuis huit jours ; fièvre rémittente et subcontinue, avec symptômes gastro-intestinaux. Au moment de l'admission, ictère léger, mouvement fébrile insignifiant. Au bout de deux jours de cet état, l'ictère devient plus intense, en même temps apparaissent des phénomènes nerveux graves : perte incomplète de connaissance, raideur des membres alternant avec de la résolution, trismus, vomissements, urines involontaires. Le 10 au soir, entre 6 et 8 heures, le malade est sondé à deux reprises : dans l'intervalle des deux cathétérismes, il urine sous lui ; les 610 gr. d'urine obtenus par les deux opérations contiennent 8,30 d'urée, soit 13,61 par litre.

Mort le 11 octobre vers le matin, au milieu du coma. On avait porté le diagnostic d'ictère grave, bien que le foie ne fût pas sensiblement diminué de volume.

AUTOPSIE 8 heures après la mort. — Le sang est partout séreux, sans caillots, d'un rouge brun sale.

Le *cœur* est flasque, décoloré, manifestement graisseux ; il n'en a pas été fait d'examen histologique. Les cordages tendineux du voile postérieur de la valvule mitrale sont raccourcis et s'insèrent sur une portion épaissie, rétractée, de l'étendue d'une pièce de 20 centimes, perforée au milieu de trois petites ouvertures lenticulaires ; sur toute l'étendue du bord libre de la valvule, à 2 millimètres environ de ce bord, face auriculaire, existe une guirlande de végétations verruqueuses, très fines, très ténues, que ni l'ongle ni le scalpel ne peuvent détacher.

Le *foie* pèse 1900 gr. La capsule est lisse, la surface parsemée de plaques jaunes étendues, couleur café au lait. Le parenchyme est mou, à grains fins, ictérique, d'une teinte jaune chamois diffuse. Dans la vésicule, 2 cuillerées de bile huileuse et décolorée.

L'examen histologique, à l'état frais, montre, à côté d'éléments hypertrophiés pourvus de noyaux gigantesques solitaires ou de noyaux multiples, de nombreuses cellules glandulaires totalement infiltrées de vésicules graisseuses, d'autres en voie de désagrégation, et enfin une infinité de vésicules graisseuses libres. La dégénérescence graisseuse, bien que partielle, n'en est pas moins très étendue.

Reins. Volume et configuration normaux ; substance corticale pâle, anémiée, jaune verdâtre (ictérique), striée de lignes rouges. Pyramides normales. A l'examen histologique, l'épithélium des tubes contournés paraît un peu sombre et tuméfié, infiltré partout de granulations pigmentaires jaunes et, par places, de vésicules de graisse.

Rate. 550 gr., capsule lisse, d'un bleu sombre, parenchyme friable, d'un teint rouge brun foncé ; follicules de Malpighi hypertrophiés.

Intestin. L'intestin tout entier, depuis le duodénum jusqu'à l'anus, est littéralement criblé de boutons et plaques dothiénentériques non ulcérés. On compte au moins une cinquantaine de glandes de Peyer, irrégulièrement infiltrées, dessinant un relief plus ou moins saillant à la surface de la muqueuse. Près de la valvule iléo-cœcale, l'infiltration s'étend à la muqueuse tout entière, sur une hauteur de 5 centimètres au moins. Dans l'intervalle des plaques, psorentérie très confluente ; les follicules solitaires atteignent jusqu'au volume d'un pois, et l'on peut les poursuivre jusque dans le rectum ; nulle part nous n'avons trouvé de traces d'ulcération ; les lésions en sont à la période d'infiltration typhique.

Bien que le foie ne fût pas diminué de volume, les altérations histologiques que nous avons constatées sont cependant confirmatives du diagnostic d'ictère grave ; dans tous les cas, s'il est possible d'élever des doutes sur la signification du fait, il est permis au moins d'opposer à l'infiltration graisseuse si étendue du foie la continuation de la sécrétion de l'urée.

Le fait suivant est plus précis encore.

Obs. XIV. — *Fièvre typhoïde compliquée d'ictère grave.* Fauriès, 22 ans, 3e zouaves, admis à l'hôpital militaire de Constantine le 9 novembre 1878. A cessé de faire son service depuis 2 jours seulement. Le malade a eu des fièvres rebelles dans le courant de l'été ; actuellement, il se plaint d'embarras gastrique et d'un peu de toux sans fièvre.

10 *novembre*. T. M. 37°.8, S. 39°. — 11 *novembre*. T. M. 37°, S. 38°. — 12 *novembre*. T. M. 36, S. 39°. — 13 *novembre*. T. M. 36°.4, S. 36°.8. — 14 *novembre*. T. M. 36°.6.

Dans cet intervalle, allanguissement général, sans détermination morbide apparente dans aucun organe. Intelligence lente, mais point altérée autrement. — Un peu de diarrhée spontanée le 12.

14 *novembre*. S. Céphalalgie très violente, pupille très dilatée, refuse avec obstination nourriture et boisson, semble n'avoir pas tout à fait sa connaissance. Légère teinte ictérique.

15 *novembre*. T. M. 37°. Nuit très agitée, a erré dans la salle et a dû être ramené à plusieurs reprises, de force, dans son lit. Actuellement le malade est sans connaissance : décubitus latéral, tête fléchie sur la poitrine et enfouie sous la couverture, pupilles dilatées et insensibles à la lumière, mâchoires convulsivement serrées, raideur des membres, urines involontaires.—T. S. 37°.4 n'a aucune connaissance, raideur des membres, urines involontaires.—16 *novembre*. T. M. 40°.4. Prostration extrême, yeux convulsés en dehors, lèvres écumeuses ; nous extrayons de la vessie par le cathétérisme 250 gr. d'urine chargée de pigment biliaire, albumineuse, renfermant 4,687 d'urée, soit 18,75 par litre ; à l'examen microscopique, on y découvre une énorme quantité de globules rouges, quelques spermatozoïdes, de l'épithélium rénal graisseux, des cylindres hyalins ou granuleux, une masse considérable de cristaux d'urates sous forme de conglomérats jaunes, arrondis, hérissés d'aspérités, enfin, une multitude d'aiguilles de tyrosine isolées ou réunies en gerbes ; çà et là des conglomérats arrondis de leucine. — Le malade succombe à dix heures du soir.

AUTOPSIE faite 10 heures après la mort.—Résumé des constatations nécropsiques. — Elles révèlent les lésions caractéristiques d'une fièvre typhoïde compliquée d'ictère grave.

Dans tout l'intestin grêle, moins le duodénum, existe une psorentérie très confluente ; les plaques de Peyer, toutes tuméfiées, dessinent un relief de 3 à 4 millimètres au-dessus de la surface muqueuse ; dans les plaques voisines du cœcum on compte cinq ulcérations sans escharre, de la grandeur d'une pièce de vingt centimes chacune.

Le *foie* pèse 1480 grammes, ce qui est un poids relativement faible pour un ancien paludéen. Il est aminci dans son diamètre vertical, agrandi dans le sens transverse, comme étalé ; la capsule est lisse, et la surface présente un mélange des marbrures roses lilas plus ou moins foncées, et de taches jaune-chamois.

Le parenchyme est mollasse, ictérique, la coupe est d'une teinte jaune-chamois foncé, marbrée irrégulièrement de plaques rouges à contours bien tranchés.

Le microscope montre une désorganisation complète de la substance glandulaire ; on ne trouve dans le champ que des granulations graisseuses, des gouttelettes huileuses de dimension variable et des noyaux libres ; les rares cellules glandulaires restées entières sont presque méconnaissables ; le protoplasma est remplacé par des gouttelettes de graisse, en nombre et en dimension variables, au milieu desquelles il est difficile de retrouver le noyau. Beaucoup de pigment brun jaunâtre granuleux, et des aiguilles de tyrosine.

La *rate* pèse 550 grammes. La capsule est lisse, le parenchyme ferme, la coupe rouge-chair foncé ; la gaîne et les follicules lymphatiques sont notablement hypertrophiés.

Les *reins* pèsent ensemble 380 grammes ; la substance corticale est sensiblement épaissie et notablement pâle. L'examen microscopique pratiqué sur des pièces fraîches y montre les mêmes caractères que dans le foie : le champ est encombré par une immense quantité de gouttelettes huileuses de toute dimension, agglomérées ou isolées ; on y voit encore des noyaux libres, des cellules glandulaires bourrées de grosses vésicules graisseuses, des tubes contournés remplis de masses granulo-graisseuse ou de globules rouges altérés, des cellules endothéliales allongées et effilées à chacune de leurs extrémités, isolées ou soudées en forme de membranes tubulées, enfin des aiguilles de tyrosine.

Le *cœur* pèse 310 grammes. Il est flasque, complètement décoloré surtout dans les couches internes, parsemé à la surface et dans son épaisseur de taches hémorrhagiques miliaires. L'examen histologique révèle une dégénérescence granulo-graisseuse profonde et étendue. Quel que soit le point sur lequel porte l'examen, on ne voit que des fibres à tous les degrés d'altération, depuis l'effacement pur et simple des stries, jusqu'à la dégénérescence granulo-graisseuse la plus complète ; rarement, toutefois, l'altération porte sur toute l'étendue de la fibre : les portions malades alternent avec des segments où la striation est plus ou moins nette. Les fibres les plus altérées sont variqueuses, étranglées sur certains points, renflées sur d'autres, imprégnées de granulations pigmentaires d'un brun jaunâtre. Les muscles papillaires du côté gauche et la partie supérieure de la cloison interventriculaire nous ont montré le degré d'altération le plus avancé et le plus étendu.

Il n'y a eu sans doute qu'une seule analyse d'urée pra-

tiquée dans chacune de ces observations ; les malades uri-
naient sous eux, il était impossible de recueillir et doser
méthodiquement l'urine. Mais, au total, chacune de ces
deux analyses a révélé une proportion notable d'urée, bien
que le foie fût profondément dégénéré, surtout chez l'un
d'eux ; la source productrice de l'urée n'était point tarie,
et, si ce principe n'a pas cessé d'être éliminé par les
urines, comme c'est la règle dans l'ictère grave, c'est
que la dégénérescence rénale, comme l'autopsie l'a dé-
montré, n'était pas assez avancée pour léser profondément l'activité fonctionnelle de la glande.

Quelque défectueux qu'ils puissent paraître, ces deux
faits n'en ont pas moins une signification réelle qui,
d'autre part, se trouve appuyée par des recherches récentes, faites par M. le Dr Thibaut, agrégé de chimie à
la Faculté de médecine de Lille (1).

Pour mettre en évidence le rôle du foie dans la formation de l'urée, les auteurs ont naturellement cherché à
supprimer cet organe, et ils ont eu recours à l'action
destructive bien connue du phosphore.

Sous l'influence de cet agent, l'urée baissse effective-
ment dans les urines. Mais, est-ce parce qu'elle diminue
réellement dans le sang ou simplement parce qu'elle est
retenue sur le filtre rénal dont les éléments sécréteurs,
eux aussi, ne l'oublions pas, sont stéatosés, frappés d'im-
puissance fonctionnelle ? C'est cette dernière alterna-
tive qui nous paraît la plus probable, si nous en jugeons
d'après les expériences de M. Thibaut. Au fur et à mesure que le foie se désorganise, et que l'urée baisse dans
les urines, ce principe augmente notablement dans le
sang ; cet observateur nous a soumis, à plusieurs reprises,
le foie de ses chiens empoisonnés par le phosphore, nous
y avons toujours constaté une stéatose profonde, une
destruction plus ou moins complète de tous les éléments
glandulaires. Et pourtant, le sang renfermait de l'urée,
beaucoup plus d'urée que dans les conditions normales,
l'excès étant dû à l'insuffisance de l'élimination par le
rein. Voici, du reste, pour préciser les faits, un tableau
que j'emprunte à M. Thibaut et qui montre parallèle-

---

(1) *Des variations de l'urée dans l'empoisonnement phosphorique, suivies de quelques considérations sur les fonctions uropoiétiques du foie.* Thèse inaugurale, 1879.

ment les quantités d'urée trouvées dans le sang chez deux chiens, soumis l'un à l'empoisonnement phosphorique, l'autre à la néphrotomie.

Quantité d'urée p. 0/0 dans le sang, après injection de phosphore. (Dr THIBAUT)	Quantité d'urée p. 0/0 dans le sang, après ligature des uretères ou néphrotomie. (Dr GRÉHANT)
1.57 p. 0/0	2.06 p. 0/0
1.65 »	2.07 »
1.84 »	1.07 »
1.25 »	1.71 »
2.20 »	1.58 »

Bien que le foie soit désorganisé chez l'animal intoxiqué, la quantité d'urée formée dans l'organisme et retenue dans le sang par suite de la dégénérescence rénale est à peu près la même que chez le chien simplement néphrotomisé. La source de l'urée n'est donc pas sensiblement atteinte par la destruction du parenchyme hépatique, et si ce principe diminue dans les urines, c'est à l'organe séparateur, non moins profondément altéré que le foie, qu'il faut s'en prendre.

Ces recherches ont une signification réelle pour la pathologie. On peut, s'inspirant de leurs résultats, concevoir à priori que, dans l'ictère grave, la source de production de l'urée n'est pas tarie, et que ce principe continuera à se montrer dans les urines, à la condition que les reins ne soient que superficiellement touchés ; c'est ce que nous avons vu dans nos deux observations d'ictère grave. Que si cette condition n'est pas remplie, si les fonctions rénales sont supprimées, l'urée devra s'accumuler dans le sang ; or, cette présomption se trouve réalisée dans l'observation XIX (Ictère grave au 6ᵉ mois de la grossesse) du livre de Frerichs. Le foie présentait les altérations de l'atrophie jaune aiguë; dans l'urine recueillie avant la mort et sur le cadavre, on ne put trouver que de *très faibles traces d'urée, mais le sang en renfermait une notable quantité.* Dans ses commentaires à cette observation, l'auteur ajoute que l'urée, en disparaissant de l'urine, s'accumule dans le sang ; *elle ne cesse pas de se produire, mais d'être sécrétée* (excrétée probablement). — La clinique est d'accord avec l'expérimentation, et en reçoit une interprétation précise.

Conclusions. — L'étude que nous venons de faire ne se prête pas à des conclusions générales ; mais les observations que nous y avons rapportées n'en comportent pas moins des conclusions propres, qui ne sont pas dénuées de valeur, eu égard au rôle uropoiétique du foie ; nous les résumerons dans les propositions suivantes :

1° Les affections purement congestives du foie n'ont pas produit une exagération sensible dans la production de l'urée.

2° La diminution progressive de ce principe dans les hépatites suppurées et fibreuses peut être rapportée physiologiquement à l'insuffisance de l'alimentation, de la digestion, de la nutrition, des mouvements, etc... ; au moins est-il difficile de démêler dans l'influence incontestable de ces différents facteurs, la part que pourrait avoir la suppression du foie en tant qu'organe uropoiétique.

3° Enfin, il semblerait, d'après certains faits cliniques, que, dans l'atrophie graisseuse aiguë, ce n'est point la formation, mais bien l'élimination seulement de l'urée qui se trouve diminuée, et ces faits, doublés des résultats confirmatifs de l'expérimentation, acquièrent une valeur sérieuse dans le débat sur l'origine de l'urée.

Ces conclusions ont une signification négative à l'endroit de la fonction uropoiétique du foie. Pourtant, bien que la physiologie (M. Picard, *Société de biologie*, 3 novembre 1877) et la pathologie (M. Valmont, thèse de Paris, 1879) aient déjà protesté contre ce nouveau dogme, nous ne sommes pas tenté de nous armer de nos observations contre lui ; c'est une question qui n'est pas mûre, et qui appelle de nouvelles recherches, avant de devenir l'objet d'un jugement définitif. Le seul enseignement qu'il importe de retenir des faits étudiés par nous, c'est que, en clinique, il ne faut se servir qu'avec la plus grande réserve des variations de l'urée dans le diagnostic des affections hépatiques.